AF329061

Dr A. SANDRAS

LA VOIX MODIFIÉE

PAR

LES INHALATIONS

PARIS

G. MASSON, ÉDITEUR
LIBRAIRE DE L'ACADÉMIE DE MÉDECINE
BOULEVARD SAINT-GERMAIN

1894

LA VOIX MODIFIÉE

PAR

LES INHALATIONS

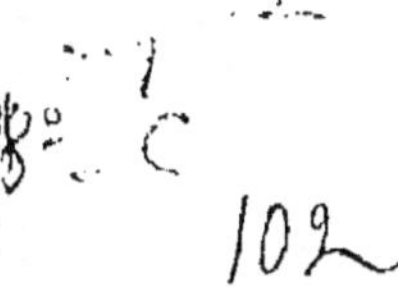

5896-93. — Corbeil. Imprimerie Crété.

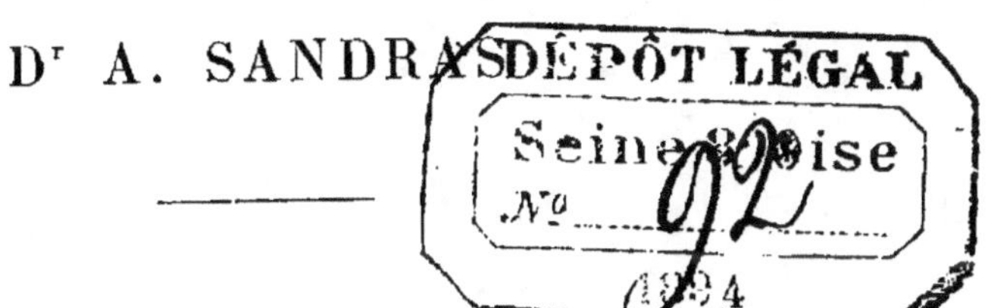

Dᵣ A. SANDRAS

LA VOIX MODIFIÉE

PAR

LES INHALATIONS

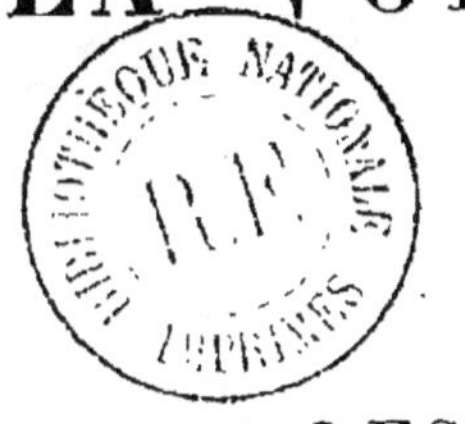

PARIS

G. MASSON, ÉDITEUR

LIBRAIRE DE L'ACADÉMIE DE MÉDECINE

120, BOULEVARD SAINT-GERMAIN

1894

DÉDICACE

A qui pourrais-je mieux dédier cet ouvrage qu'à celui dont les conseils n'ont pas cessé de me guider dans les diverses circonstances de la vie : à mon père.

C'est à lui que revient tout l'honneur de ce travail, car c'est lui qui le premier signala les modifications physiologiques et expérimentales de la voix dans des communications lues publiquement à l'Académie de médecine et à l'Académie des sciences.

C'est à sa complaisance que je suis redevable des diverses expériences citées dans ce livre, expériences qu'il a voulu répéter nombre de fois lui-même avant d'en livrer les résultats à la publicité.

Puisse ce faible hommage témoigner auprès de lui de ma profonde gratitude. Qu'il me soit permis d'exprimer ici toute ma reconnaissance aux divers membres de ma famille pour les encouragements qu'ils m'ont prodigués.

AVANT-PROPOS

Peut-être ne serait-il pas indifférent à nos lecteurs d'apprendre par quelle suite de circonstances nous avons été amené à étudier les modifications physiologiques de la voix.

Ayant eu dans notre clientèle un certain nombre d'affections des voies respiratoires à soigner, nous leur avons prescrit des inhalations d'essence de térébenthine et de goudron et nous avons constaté que chez tous nos malades la voix avait gagné en sonorité.

Plus tard, reprenant d'autres expériences et faisant passer par l'aspiration un courant d'air chargé d'essence de térébenthine et de goudron sur des insectes enfermés dans un tube de verre, nous avons remarqué chez nous même une sonorité extraordinaire de la voix.

Il y avait là pour nous une indication précieuse et nous avons aussitôt voulu savoir si déjà pareils faits avaient été signalés.

Les renseignements recueillis à travers quantité de traités sur la voix, dont les auteurs étaient soit des chanteurs, soit des physiciens, soit des médecins, étaient tellement vagues et incertains que nous avons crû devoir entreprendre de ces faits une étude assez complète et en répandre le plus possible les résultats.

Désireux surtout de nous faire comprendre de tous, nous avons évité avec intention l'emploi de termes trop scientifiques, qui ont parfois le défaut de compliquer les choses les plus simples.

En lisant le compte-rendu général de nos diverses expériences, beaucoup de nos lecteurs seront étonnés de voir avec quelle facilité et quelle rapidité certaines substances agissent. Peut-être voudront-ils s'assurer par eux-mêmes de l'exactitude de nos assertions

et seront-ils étonnés de se trouver en désac-
cord avec nous.

Qu'il nous soit donc permis de leur rappeler
que ces expériences sont absolument person-
nelles, que d'autre part, ce n'est qu'à la suite
d'exercices quotidiens répétés pendant dix ans
environ et souvent plusieurs fois par jour,
que l'expérimentateur a pu acquérir cette souplesse et cette sensibilité toute particulière
du larynx.

Dans la plupart des cas, et si les expériences sont bien conduites, nos lecteurs
pourront dès la première fois constater tout
au moins une modification très appréciable
soit en intensité soit en timbre.

1.

LA VOIX
MODIFIÉE PAR LES INHALATIONS

Suivant une définition assez complète que nous empruntons au *Dictionnaire des Sciences médicales* de Dechambre, Duval et Le Reboullet, la voix est la production d'un son dans le larynx de l'homme ou des animaux supérieurs, leur permettant de communiquer avec leurs semblables par l'intermédiaire du sens de l'ouïe.

Elle est le résultat du passage de l'air à travers un appareil spécial plus ou moins parfait.

Chez l'homme cet appareil comprend :

1° La *glotte*, sorte d'anche dont les lèvres, désignées sous le nom de cordes vocales, sont tendues et modifiées par l'action musculaire, d'une part, et le passage de l'air, d'autre part.

2° Les *poumons* et la *trachée artère*, dont la

fonction principale est de remplir l'office de soufflet et de porte-vent.

3° Le *pharynx*, la *bouche*, et les *fosses nasales*,
agissant à la fois comme résonnateurs et comme
modificateurs du timbre.

Le fonctionnement de toutes ces parties étant
nécessaire à la production d'un son vocal, on
comprendra facilement que toute altération notable de l'un ou l'autre de ces organes agisse sur la
voix pour la modifier, soit en élévation, soit en
timbre, soit en intensité.

Depuis les temps les plus reculés, nombre
d'auteurs ont essayé d'expliquer le phénomène
de la formation de la voix, et sans vouloir entrer dans des détails trop considérables pour
l'étendue de cet ouvrage, nous passerons très
brièvement en revue les diverses théories de la
phonation.

Hippocrate, dans son *Traité des Chairs*, montre
bien qu'il avait entrevu déjà la question. « L'homme
parle, dit-il, par l'air qu'il attire dans son corps
et, surtout dans ses cavités. Poussé au dehors
à travers le vide, l'air produit le son, car la
tête résonne. La langue articule par ses chocs :
heurtant contre le palais et les dents, elle rend

les sons distincts. Les musiciens, quand ils veulent porter la voix au loin, font une inspiration, prolongent l'expiration et chantent fort, afin que l'air résonne à l'encontre. Le son cesse quand l'air fait défaut.

« Tout cela montre que c'est l'*air qui bruit.* »

Aristote localise dans le larynx le siège de la production de la voix. Pour lui, le son est produit par le *choc de l'air* sur le larynx.

Pour Gallien, la voix est produite au moment du passage de l'*air à travers la glotte.* La glotte est un appareil comparable à l'anche de certains instruments, et la production du son exige un certain rapprochement des lèvres de la glotte, résultant des mouvements communiqués aux cartilages par les muscles intrinsèques.

Le poumon joue le rôle d'un soufflet réglant le courant d'air, la voûte palatine renforce le son produit au niveau de la glotte.

Fabrice d'Aquapendente estime que la glotte est la partie la plus essentielle de la voix, c'est elle qui la produit par son resserrement ou sa dilatation, et cela grâce aux muscles, aux cartilages et aux membranes.

Pour lui, le larynx fonctionne comme une

flûte traversière dont l'ouverture de la lumière, la longueur et le diamètre du tuyau peuvent varier à la volonté de l'instrumentiste.

Dans trois mémoires publiés dans la Collection de l'Académie des sciences, Dodart expose ses idées sur le mécanisme de la production de la voix. « Il y a lieu, dit-il, de considérer la bouche comme le corps d'un instrument à vent, au moins pour le résonnement...

« Il y a beaucoup d'apparence que ce résonnement ne consiste pas en une réflexion simple comme pourrait être le résonnement d'une voûte, mais un résonnement proportionné aux tons jetés dans la bouche après avoir été formés par les différentes ouvertures de la glotte. Car la concavité de la bouche et des narines s'allonge et s'accourcit : elle s'allonge toujours à l'occasion des tons bas, et s'accourcit toujours à l'occasion des tons hauts. C'est seulement pour *se proportionner* plus favorablement aux tons hauts qu'elle s'accourcit et qu'elle s'allonge pour les tons bas.

« Le canal extérieur ne fait rien au ton : tous les tons viennent de la seule anche de l'homme, c'est-à-dire de la glotte.

« Les lèvres de la glotte ne sont pas faites pour *sonner*, mais pour *frémir* et briser l'air, ce qui suffit pour le son et pour varier les tons par les divers brisements. »

Plus près de nous, dans sa thèse inaugurale, M. Dutrochet fait observer que le timbre dépend en partie du larynx, en partie de la forme du canal vocal.

Quant à l'anche vibrante, elle n'est pas constituée par la partie fibreuse des rubans vocaux. Ce sont les muscles thyro-aryténoïdiens qui seuls entrent en vibration.

Malgaigne établit que les tons sont déterminés par la longueur et la tension des cordes vocales.

L'intervalle des bords libres des rubans vocaux augmente à mesure que le ton baisse, diminue à mesure que le ton s'élève.

Il avance, en outre, que l'épaisseur de la partie vibrante des rubans vocaux diminue à mesure que leur tension augmente, et pense que cet amincissement n'est pas étranger à l'élévation du son.

Pour M. Fournier, « *il est impossible d'admettre la vibration de deux rubans fixés en avant, en arrière et sur l'un des côtés, et qui présentent une rigidité telle, qu'une pression de plusieurs atmosphères ne pourrait les ébranler...* Mais il n'en est pas de même de la *muqueuse :* unie par un tissu cellulaire très lâche à la membrane fibreuse qu'elle tapisse et dont elle se détache facilement, elle représente sur le bord libre des rubans vocaux la partie libre des languettes métalliques, et le souffle le plus léger suffit pour la faire vibrer... *C'est à la vibration de cette partie à l'exclusion de toute autre, que nous attribuons la production des sons de la voix.* »

Il distingue en outre trois registres de la voix : voix de poitrine, voix de fausset, voix mixte. « La différence essentielle qui distingue ces trois voix réside dans la manière dont les puissances musculaires influencent ce repli muqueux. »

Les progrès de la science et les derniers moyens d'investigation ont permis de vérifier ces diverses théories et de rejeter ce qu'elles avaient de trop exagéré dans un sens ou dans l'autre.

Pour nous, la théorie de la phonation peut se résumer en quelques conclusions générales dont voici les plus importantes :

A. L'appareil générateur du son est constitué

par les lèvres de la glotte interligamenteuse.

B. C'est le courant d'air traversant cette glotte pendant l'expiration qui le met en jeu.

C. Les parties sus-glottiques du canal aérien ne jouent aucun rôle, ni dans la production, ni dans la hauteur du son rendu. Elles ont, au contraire, une influence absolue sur le timbre et l'intensité.

D. Les cordes vocales, constituées par des faisceaux puissants de tissu fibreux, très résistant et très élastique, et par des faisceaux musculaires plus ou moins raidis par la contraction, résistent énergiquement aux excitations extérieures et se comportent sensiblement comme les anches métalliques des tuyaux d'orgue. C'est leur élasticité et leur tension qui commandent la hauteur du son.

Quant à l'existence des deux registres, voix de poitrine et voix de tête ou de fausset, on l'explique d'une manière très plausible en disant, ce que vérifie l'expérience, que dans la voix de poitrine les cordes vocales vibrent dans toute leur longueur et dans toute leur épaisseur.

Pour la voix de fausset, il y a encore quelques contestations : Les uns affirment que la corde vocale vibre dans toute sa longueur, mais que le muscle thyro-aryténoïdien ne se contracte pas. Les autres, et ce ne sont pas les moins importants des expérimentateurs, disent : La corde vocale ne vibre que dans une partie de sa longueur, et cette même partie vibrante se raccourcit à mesure que le ton s'élève.

Certains auteurs admettent encore un troisième registre, appelé voix mixte, qui serait intermédiaire aux deux autres. Nous croyons qu'il n'a pas de formation spéciale bien définie et qu'il résulte surtout de l'habileté du chanteur, dont la voix acquiert, grâce à l'étude, des qualités particulières de douceur et de timbre.

Les diverses théories que nous venons d'exposer montrent combien d'éléments différents entrent en jeu dans la formation de la voix (muscles intrinsèques et extrinsèques du larynx, rubans vocaux, cartilages, muqueuse) ; elles font voir aussi que la science est encore bien incertaine sur les diverses conditions nécessaires à l'émission de la voix.

La complexité même de ces éléments constituants entraîne une grande variété d'affections de la voix (enrouement simple, laryngite aiguë et chronique, dysphonie, aphonie nerveuse, phthisie laryngée).

Sans vouloir entrer dans une étude approfondie de ces altérations pathologiques de la voix, nous croyons nécessaire de les distinguer en quelques mots.

Dans l'enrouement simple, l'émission de la voix est douloureuse, les notes élevées disparaissent, la voix est rauque, son timbre est modifié, de même que sa tonalité. En effet, les cordes vocales se recouvrent d'enduits plus ou moins visqueux, elles sont épaissies et leurs muscles tenseurs sont parésiés.

Si les phénomènes d'inflammation des cordes vocales sont très accentués, l'aphonie est complète.

L'examen au laryngoscope montre que la muqueuse, l'épiglotte, les replis aryténo-épiglottiques, sont rouges et tuméfiés. Les cordes vocales perdent leur apparence brillante et nacrée, et sont par endroits couvertes de striations rosées, mais non boursouflées.

Dans la laryngite à forme intense, la fièvre est vive, la déglutition douloureuse, la respiration très gênée.

Le laryngoscope permet d'apercevoir, outre les lésions décrites plus haut, des érosions plus ou moins importantes.

Redoutable chez l'enfant à cause de l'étroitesse de la glotte, la laryngite aiguë devient une sorte d'infirmité pour tous ceux dont le larynx « est un instrument de travail » (Peter et Krishaber) (1), c'est-à-dire les chanteurs, avocats, orateurs, dont la voix altérée ne revient que lentement à son état normal.

Dans la laryngite chronique, la douleur est nulle, la toux modérée, la raucité de la voix est le caractère dominant.

Le laryngoscope permet de signaler la rougeur et la turgescence de la muqueuse et certains points où se localise l'inflammation.

Dans la variété la plus fréquente, laryngite glanduleuse ou granuleuse, qui est produite notamment par l'usage immodéré de la voix, l'inflammation atteint la glotte intercartilagineuse dans ses groupes glandulaires, puis les groupes glandulaires de l'épiglotte, du vestibule du larynx et des cordes vocales.

(1) Krishaber, *Annales des maladies de l'oreille et du larynx*, 1880, p. 64.

Le chanteur ne peut plus obtenir les effets de la *voix sombrée* et bientôt perd la clarté du timbre des notes aiguës, les cartilages aryténoïdes, boursouflés par l'hypertrophie glandulaire, ne permettant plus l'accolement complet des cordes vocales. Plus tard, le malade perd les notes graves, et les notes du médium sont également atteintes si la lésion gagne les cordes vocales.

L'état de la muqueuse, l'hypertrophie glandulaire, la saillie des aryténoïdes, le défaut d'accolement des cordes vocales, sont parfaitement visibles au laryngoscope.

A ces formes s'associe la laryngite hypertrophique : elle est souvent accompagnée d'une dyspnée qui peut même arriver progressivement jusqu'à l'asphyxie.

Il existe des troubles syphilitiques du larynx. La plupart du temps, les lésions en sont bénignes déterminent surtout des troubles vocaux, la douleur laryngée est nulle, la toux fait souvent défaut, contrairement à ce qu'on observe dans d'autres laryngites.

Le plus fréquemment la voix est altérée, l'enrouement, la raucité de la voix, la dysphonie, parfois même l'aphonie, surviennent et persistent.

Les laryngites syphilitiques sont assez souvent accompagnées d'œdème laryngé et de troubles respiratoires, comme l'a fort bien fait remarquer Krishaber.

D'ailleurs, elles cèdent merveilleusement à la médication spécifique.

Une autre sorte de laryngite est le faux croup ou laryngite striduleuse de Bretonneau. Elle se présente sous la forme d'accès souvent très effrayants ; la voix est modifiée dans son timbre, éteinte au moment des accès et enrouée ou rauque dans l'intervalle, mais jamais éteinte complètement comme dans le vrai croup. Les accès durent rarement plus de trois heures consécutives, disparaissent même souvent au bout d'une demi-heure, laissant le malade dans un état de légère moiteur sans fièvre et sans oppression.

Le croup ou laryngite pseudo-membraneuse diffère de l'affection précédente par la présence d'une *fausse* membrane sur les cordes vocales, dans le larynx, et très fréquemment aussi dans l'arrière cavité des fosses nasales. La voix est voilée, éteinte, ainsi que la toux, qui s'accompagne du rejet des fausses membranes.

Quelquefois même la laryngite pseudo-membraneuse peut exister à l'état chronique, persistant ainsi pendant plusieurs années. Hâtons-nous d'ajouter que c'est une exception.

La phthisie laryngée est une des affections les plus graves du larynx. Elle aussi se signale au début par de l'*enrouement*, de la dysphonie et de la raucité de la voix. Si la maladie s'aggrave, les lésions, primitivement semblables à celles des laryngites chroniques, s'accentuent ; des ulcérations apparaissent, rebelles à tout traitement ; les cordes vocales sont détruites en partie, hypertrophiées, immobilisées, et la voix, par suite de cette désorganisation, presque complètement perdue. La toux est éructante, et la déglutition extrêmement pénible.

Dans l'aphonie nerveuse, le laryngoscope ne montre aucune trace d'inflammation : les cordes vocales ont conservé leur blancheur, mais elles se rapprochent mal, elles se tendent incomplètement, d'où dysphonie. Le plus souvent, cette aphonie nerveuse est causée par le froid qui amène la paralysie du nerf laryngé externe ; or ce nerf anime le muscle crico-thyroïdien, muscle tenseur par excellence des rubans vocaux.

L'aphonie nerveuse peut encore se produire

sous la seule influence de l'émotion et persister très longtemps après la disparition des autres troubles qui ont pu l'accompagner. Elle est aussi liée très intimement à diverses manifestations de l'hystérie.

Cet exposé très succinct nous fait voir que dans nombre d'affections intéressant le larynx, la voix est modifiée et que les altérations qu'elle subit peuvent varier à l'infini. Mais, comme nous le savons tous, il n'y a pas nécessairement une lésion organique ou une affection pathologique chaque fois que la phonation se trouve modifiée. Sans parler de la différence du timbre entre la voix parlée et chantée, nous rappellerons que les exercices vocaux ont une très grande influence sur les diverses qualités de la voix (timbre, intensité et hauteur).

Pour simplifier l'étude de ces cas différents, nous désignerons sous le nom de modifications physiologiques toutes celles qui ne reconnaîtront pas pour causes des affections morbides. Parmi les modifications physiologiques, citons celle qui est due à l'influence des organes génitaux à l'époque de la puberté. Elle consiste dans le développement du larynx dont toutes les dimensions augmentent, surtout le diamètre antéro-postérieur, d'où abaissement du ton de la voix.

Ce changement dans les dimensions du larynx est si considérable qu'en peu de mois il acquiert un développement égal à celui acquis de la naissance à la puberté. Il provoque les divers troubles passagers auxquels on a donné le nom de mue.

Au début, la voix devient peu à peu enrouée et rauque, parfois elle s'éteint complètement, puis au bout de quelques mois l'enfant parle avec une voix plus grave.

D'autres fois, les modifications de la voix se font progressivement et sans secousse. Notablement plus sensible chez les garçons que chez les filles, la mue peut être supprimée, si l'on parvient à entraver le développement du larynx par l'extirpation des organes génitaux, et il n'est pas besoin d'insister plus longtemps sur le cas des castrats de la chapelle Sixtine.

Dans le sexe féminin, l'appareil génital conserve une grande influence sur la voix. Combien de névroses laryngées coïncident avec la période menstruelle ou la gestation. On signale quelques aphonies liées à des versions ou flexions utérines ; la voix revenait dès que l'organe était remis en place.

Rappelons encore l'influence des excès vénériens chez l'un ou l'autre sexe au point de vue de la voix.

Il est encore d'autres modifications de la voix : ce sont celles obtenues par les divers excitants.

On peut dire que là-dessus chaque artiste a ses habitudes. L'un boit du café et du cognac, un autre du bourgogne mélangé avec du bouillon, un autre encore des boissons spiritueuses.

Le célèbre Martin ne parlait à personne quand il devait jouer le soir. Il portait toujours sur lui quelques grains de sel qu'il mettait dans sa bouche un peu avant de chanter pour lubrifier ses cordes vocales.

Chollet, lorsqu'il ressentait un peu d'irritation, se faisait apporter de la bière et pouvait continuer à chanter sans fatigue.

Montaubry, les jours où il devait paraître en public, absorbait une demi-bouteille de vin fin.

La Malibran buvait du madère et mangeait des sardines avant de chanter.

Mme Damoreau-Cinti préférait le café noir additionné parfois d'un peu de rhum.

Dans l'*Histoire des théâtres lyriques de Paris*, par Castil-Blaze, on lit qu'il fallait à Duménil six bouteilles de champagne pour chaque représentation, et l'on voyait ses moyens s'accroître avec le nombre de bouteilles absorbées.

Le grand chanteur Garcia demandait ses inspirations et ses moyens à la *Tintilla de Rota.*

Dans un article du journal *la Voix* de février 1891, où nous puisons ces renseignements sur les divers chanteurs, M. Laget affirme avoir connu un artiste de l'Académie de musique qui faisait des culbutes et des cabrioles dans la journée lorsqu'il devait se faire entendre le soir.

Citons encore pour mémoire une plante dont on ne fait plus guère usage en médecine et qui pourtant fut bien souvent employée. Nous voulons parler du *Sisymbrium officinale* ou *Tortelli*, plus connu sous le nom d'herbe aux chantres, dont les propriétés astringentes étaient employées avec grand succès contre l'enrouement.

Parlerons-nous aussi du *gloria*, mélange de café chaud additionné d'eau-de-vie ou de rhum sucré et qui doit son nom à l'habitude qu'avaient les chantres de prendre cette boisson pour mieux célébrer les louanges de Dieu?

D'autre part, chacun sait quel effet déplorable produit sur la voix l'abus des boissons alcooliques.

Certains professeurs de chant défendent à

leurs élèves l'emploi des bouquets ou des fleurs odorantes, car ils ont remarqué des troubles vocaux survenus pour avoir aspiré les parfums qui s'en dégageaient (1).

Il est encore d'autres corps susceptibles d'émanation et qui agissent d'autant plus nettement sur la voix que le sujet soumis à leur action sera plus entraîné à la parole ou au chant.

Comme il nous était impossible de passer en revue toutes les substances pouvant donner naissance à des vapeurs, nous nous sommes borné à diriger nos recherches sur les substances les plus communément employées (alcools, liqueurs, teintures, résines, excitants, etc...), et c'est un résumé très succinct des résultats obtenus que nous allons exposer.

Ayant acquis par un exercice quotidien de dix années une sensibilité du larynx vraiment extraordinaire, nous avons expérimenté par nousmême, en suivant toujours les mêmes règles, de

(1) Cette question est tellement complexe, qu'il y aurait lieu de consacrer un ouvrage spécial aux effets très différents, produits par les diverses plantes et les différents parfums. Nous nous proposons d'en faire l'objet d'un nouveau mémoire.

façon à pouvoir vérifier tous nos résultats et les comparer.

Notre voix ayant une étendue de deux octaves, nous l'avons, après chaque expérience, ramenée au point initial, en ayant soin de noter après chaque inhalation de quinze secondes les modifications éprouvées.

La durée de quinze secondes par inhalation est en effet nécessaire et suffisante pour qu'une action se produise.

2.

RÉSUMÉ DES EXPÉRIENCES

Alcool à 90°.

Voix initiale

sol$_1$ *la*$_1$ *si*$_1$ *ut*$_2$ *ré*$_2$ *mi*$_2$ *fa*$_2$ *sol*$_2$ *la*$_2$ *si*$_2$ *ut*$_3$ *ré*$_3$ *mi*$_3$ *fa*$_3$ *sol*$_3$

Première inhalation. — Sensation de brûlure très désagréable. Chaleur intense au niveau du larynx.

Résultat. — Aphonie presque complète. La voix ne conserve qu'une seule note et très mauvaise.

Après quinze minutes de repos, nous recouvrons une octave :

$$mi_2 \ fa_2 \ sol_2 \ la_2 \ si_2 \ ut_3 \ ré_3 \ mi_3$$

Nous laissons passer quinze autres minutes. A l'octave précédente s'ajoutent :

$$la_1 \ si_1 \ ut_2 \ ré_2 \ [mi_2 \ fa_2 \ sol_2 \ la_2 \ si_2 \ ut_3 \ ré_3 \ mi_3] \ fa_3$$

Enfin, quarante-cinq minutes après l'inhalation la voix est revenue complète, mais encore altérée légèrement.

Alcool à 60°.

Voix initiale

2 octaves : de *sol*$_1$ à *sol*$_3$

Première aspiration. — La sensation de brûlure est bien moins intense. Le résultat de la première aspiration est de faire gagner deux notes :

$$fa \ [sol_1 ..... sol_3] \ la_3$$

Il est juste d'ajouter que ces notes sont peu agréables.

Deuxième aspiration. — Les deux notes gagnées plus haut disparaissent. La voix diminue d'intensité et de clarté.

Troisième aspiration. — Reste une octave :

$$fa_2 \ sol_2 \ la_2 \ si_2 \ ut_3 \ ré_3 \ mi_3$$

Quatrième aspiration. — Il n'y a plus que deux notes, d'ailleurs mauvaises :

$$si_2 \ ut_3$$

Cinquième aspiration. — L'aphonie est presque complète.

Après cinq minutes de repos, nous pouvons émettre six notes. Ce sont :

$$fa_2 \ sol_2 \ la_2 \ si_2 \ ut_3 \ ré_3$$

Après dix minutes de repos, quatre notes nouvelles réapparaissent :

$$ut_2 \ ré_2 \ mi_2 \ [fa_2 \ sol_2 \ la_2 \ si_2 \ ut_3 \ ré_3] \ mi_3$$

Après quinze minutes, retour de trois notes :

$$la_1 \; si_1 \; [ut_2 \; ré_2 \; mi_2 \; fa_2 \; sol_2 \; la_2 \; si_2 \; ut_3 \; ré_3 \; mi_3] \; fa_3$$

Enfin, trente minutes après la dernière inhalation, la voix est revenue à son point initial.

Eau-de-vie (bonne ordinaire).

Première aspiration. — La sensation de brûlure est sensiblement comparable à celle de l'alcool à 60°, mais elle s'accompagne d'une âcreté particulière.

Résultat. — La voix conserve ses deux octaves, mais affaiblies :

Deuxième aspiration. — Trois notes disparaissent.

$$si_1 \; ut_2 \; ré \; mi \; fa \; sol \; la \; si \; ut_3 \; ré \; mi \; fa_3$$

Troisième aspiration. — Restent sept notes seulement :

$$fa_2 \; sol \; la \; si \; ut_3 \; ré \; mi_3$$

Quatrième aspiration. — Le $ré_3$ est mauvais.

$$la_2 \; si \; ut_3 \; ré_3$$

Cinquième aspiration. — Reste une seule note :

$$ut_3$$

et qui sonne mal.

Au bout de cinq minutes, la note unique ut_3 est meilleure, mais seule.

Au bout de dix minutes, reviennent :

$$si_2 \; ut_3$$

Au bout de quinze minutes :

fa sol la si ut ré

Au bout de trente minutes :

si ut ré mi fa sol la si ut ré mi fa

Enfin, quarante-cinq minutes après la dernière aspiration, la voix revient à son point initial :

sol₁ la si ut ré mi fa sol la si ut ré mi fa sol₃

Eau- de-vie de marc (qualité moyenne).

Première aspiration. — La sensation de brûlure est moins intense que pour l'alcool à 60°, l'âcreté est moins forte que pour l'eau-de-vie.

Résultat. — Après la première aspiration restent :

la si ut

Deuxième aspiration. — Reste seulement :

$$ut_3$$

Après cinq minutes de repos, nous constatons l'existence de trois notes :

la si ut

Après quinze minutes, la voix s'étend de :

$$ut_2\dots \text{à } mi_3$$

Après vingt minutes, la voix est revenue entièrement à son point initial.

Rhum (Saint James).

Première aspiration. — La sensation de brûlure est bien plus facilement supportable que précédemment et l'âcreté a disparu pour faire place à une douce chaleur.

Résultat. — Cinq notes perdues, quatre en bas, une en haut :

$$sol_1 \ la_1 \ si_1 \ ut_2 \text{ et } sol_3$$

La voix est bonne de

$$ré_2\dots \text{à } fa_3$$

Deuxième aspiration. — La voix n'a plus que sept notes qui sont :

$$mi_2 \ fa \ sol \ la \ si \ ut \ ré_3$$

Troisième aspiration. — Restent trois notes :

$$la \ si \ ut$$

Quatrième aspiration. — Ut_3, note unique et très mauvaise.

Après cinq minutes de repos reviennent :

fa₂ sol la si ut₃ ré mi₃

Après dix minutes, la voix initiale reparaît.

Si nous comparons entre eux les divers résultats fournis par la série des alcools nous voyons que :

1° L'alcool à 90° éteint la voix rapidement et que son action persiste plus longtemps que dans tous les autres cas, puisqu'il a fallu quarante-cinq minutes après une seule inhalation pour revenir au point initial.

2° L'alcool à 60° et l'eau-de-vie (bonne ordinaire) fournissent des résultats à peu près semblables entre eux. La voix est seulement plus lente à revenir complète dans le cas de l'eau-de-vie.

3° L'eau-de-vie de marc bonne qualité éteint la voix rapidement, mais son action ne persiste pas aussi longtemps.

4° Le rhum agit plus régulièrement que les autres substances, et de plus son action disparaît très rapidement.

Si donc nous étions dans la nécessité de prescrire une préparation alcoolique à des chanteurs nous leur conseillerons surtout le rhum et le rhum le moins fort en alcool.

Liqueurs.

Nous avons juxtaposé l'étude des alcools et celle des liqueurs de façon à faire ressortir plus efficacement les différences qui existent dans les résultats obtenus.

Curaçao de bonne fabrication.

Première aspiration. — Sensation de chaleur due à l'alcool, la saveur de l'écorce d'orange se distingue d'une façon très nette.

Résultat. —Deux notes élevées gagnées, mais ayant un timbre désagréable comparable à celui que donne l'alcool. Ces notes sont :

$$la_3 \; si_3$$

Deuxième aspiration. — Les deux notes gagnées précédemment disparaissent.

Troisième aspiration. — Le timbre précédent disparaît, la voix acquiert plus de sonorité, surtout dans le bas. Une note gagnée en bas. La voix s'étend de

$$fa_1 \; ut_1 \; fa_2 \; ut_2 \text{ à } sol_3$$

Quatrième aspiration. — Les notes élevées restent les mêmes, deux notes nouvelles en bas :

$$ré_1 \; mi_1 ..... \; sol$$

Cinquième aspiration. — Une note gagnée en bas, mais très mauvaise :

$$ut_1..... sol_3$$

Sixième aspiration et suivantes... Aucune modification nouvelle.

Quinze minutes de repos suffisent à ramener la voix à son point initial de *sol* à *sol$_3$*, mais le caractère de dureté persiste encore très longtemps.

Absinthe (Pernod).

Première aspiration. — Sensation de chaleur plus intense qu'avec le curaçao. Il semble aussi que se dépose sur la muqueuse laryngée comme de la résine en même temps que se développe le parfum spécial de la plante.

Résultat. — Deux notes en bas :

$$mi\ fa\ [sol_1]$$

Une en haut :

$$[sol_3]\ la_3$$

Deuxième aspiration. — Nouvelle acquisition d'une note dans le bas. Les notes de fausset sont considérablement étendues :

$$ré_1\ [mi_1\ fa_1\ sol_1.....\ la_3]\ \text{Voix de poitrine.}$$
$$si_3\ ut_4\ ré_4\ mi_4\ [fa_4.....\ ut_5\ ré_5\ mi_5]\ \text{Voix de fausset.}$$

3

La voix de fausset, entièrement disparue avec les alcools et le curaçao, réapparaît ici et se trouve augmentée d'une façon considérable, une octave.

Troisième aspiration. — Aucune différence à signaler, sauf que nous constatons une sorte d'ivresse avec excitation prodigieuse et constriction des tempes.

La voix reprend son étendue normale après un quart d'heure de repos.

Sapin.

La liqueur connue sous le nom de sapin, soumise aux mêmes expériences, nous a donné les résultats suivants :

Première aspiration. — Sensation de sécheresse. On retrouve très nettement l'odeur et la saveur de l'essence de pin.

Résultat. — Deux notes gagnées, une en haut, une dans les basses. La voix s'étend claire et vibrante de

$$fa_1 \text{ à } la_3$$

Deuxième aspiration. — On acquiert encore deux autres notes en bas. Pour le haut la voix s'arrête au la_3 elle va de

$$ré_1 \text{ à } la_3$$

Troisième aspiration. — Aucun changement à noter.

Quant à la voix de tête, elle n'a gagné qu'en intensité.

La voix retombe à son point initial après dix minutes.

Mais il ne faudrait pas croire que toutes les liqueurs agissent exactement dans le même sens ; il en est qui ont, au contraire, sur la voix une influence pernicieuse, comme nous l'ont démontré les expériences suivantes :

Kummel (Eckau, 00).

Première aspiration. — Chaleur intense à la gorge. Il se dégage un parfum d'anis et de cumin fort agréable.

Résultat. — Extinction complète de la voix, qui ne reprend son état normal qu'après une demi-heure de repos environ.

Angélique.

Première aspiration. — La sensation de chaleur est moins vive que précédemment, pas de constriction au niveau du larynx.

Résultat. — Trois notes disparues, deux en bas, une en haut ; celles qui restent sont encore assez brillantes. La voix s'étend de

$$si_1 \text{ à } mi_3$$

Deuxième aspiration. — Quatre nouvelles notes disparaissent. Les notes émises de sol_2 à ut_3 sont mauvaises.

Troisième aspiration. — Une seule note ut_3.

Retour au point initial après quinze minutes de repos.

Anisette.

Première aspiration. — Sensation de chaleur agréable. Odeur d'anis très prononcée.

Résultat. — Huit notes perdues, dont six en bas et deux en haut. La voix s'étend de fa_2 à mi_3.

Deuxième aspiration. — Une seule note et encore très éteinte, ut_3.

L'effet dure à peu près aussi longtemps qu'avec le kummel, car la voix ne reprend son étendue qu'après une demi-heure de repos.

Les quelques expériences sur les liqueurs que nous venons de citer suffisent à montrer que l'action de l'alcool de ces diverses préparations peut être considérée comme insignifiante au point de vue de la voix. Nous remarquons en effet que des liqueurs ayant le même degré alcoolique ont des effets totalement différents.

Exemple : Le curaçao augmente l'étendue et l'intensité de la voix ; l'anisette, au contraire, diminue et éteint la voix ; de même encore dans le cas de l'absinthe et du kummel, où nous remarquons des différences profondes alors que la teneur alcoolique est la même.

Les mêmes remarques peuvent s'appliquer aux teintures alcooliques dont nous ne citerons qu'un petit nombre.

Teinture de benjoin.

La teinture de benjoin nous a donné les résultats suivants :

Première aspiration. — La voix a gagné deux notes, elle va de *fa*$_1$ à *la*$_3$.

Deuxième aspiration. — Une nouvelle note apparaît, c'est le *mi*$_1$. En même temps on constate une intensité plus grande, elle est plus timbrée.

Troisième aspiration. — Aucune modification ni en bien ni en mal, la voix s'étend de *mi*$_1$ à *la*$_3$.

Teinture de tolu.

Première aspiration. — La voix se voile d'une façon caractéristique, on dirait que le courant d'air ne mord plus sur les cordes vocales.

Deuxième aspiration. — Toujours de plus en plus voilée, la voix a perdu plus de huit notes qui sont :

$$sol_1 \ la_1 \ si_1 \ ut_2 \ ré_2 \ \text{et} \ fa_3 \ sol_3$$

Troisième aspiration. — Note unique, presque complètement éteinte.

La voix revient à son état normal après une demi-heure de repos.

Teinture de goudron.

Première aspiration. — La voix gagne deux notes basses, *mi* et *fa*. Le timbre devient grave.

Deuxième aspiration. — La voix indique l'*ut*.

Troisième aspiration. — L'*ut* sort très nettement et vibre énergiquement.

Quatrième aspiration. — Aucun changement appréciable.

La voix revient à son état normal après une heure de repos.

Teinture de noix vomique.

Conduite avec une extrême précaution, cette dernière expérience nous a donné les résultats suivants : cinq notes nouvelles apparaissent, mi_1 fa_1, et dans le haut la_3 $ré_3$ ut_4. En même temps, nous constatons une très remarquable augmentation de l'acuité visuelle.

En comparant entre elles les expériences précédentes, on voit que l'action propre de l'alcool n'empêche nullement des actions inverses ou différentes de se produire. Nous avons alors corrigé les effets obtenus par telle substance en faisant des inhalations avec une substance dont l'action était tantôt diamétralement opposée, tantôt seulement différente.

Ainsi, pour l'alcool, dès que nous sommes parvenus à l'extinction de voix, nous en avons corrigé l'effet par des inhalations d'eau chauffée à la température du corps pour éviter les accidents pulmonaires. Il nous a fallu trois inhalations de quinze secondes chacune pour ramener la voix à son point initial.

Reprenant l'expérience en sens inverse, il nous a fallu trois inhalations de quinze secondes avec l'eau pour arriver à l'aphonie, et seulement deux inhalations d'alcool à 90° pour obtenir le retour au point initial.

Comme le faisaient prévoir les diverses expériences avec les teintures résineuses, les résultats fournis par les résines employées seules ont été concordants et nous pouvons dire d'une façon générale que les résines maigres ou sèches augmentent l'étendue et l'intensité de la voix, tandis que les résines grasses agissent dans un sens opposé. Il est à remarquer que cette action sur la voix est analogue à l'action de ces résines sur les instruments à cordes, par exemple, la colophane pour violon agit très bien sur la voix; la colophane pour contrebasse, au contraire, donne de mauvais résultats. On sait que la colophane pour contrebasse est plus grasse que celle pour violon et a beaucoup moins de mordant.

Le goudron de Norvège possède une sorte de mordant particulier et qui agit spécialement sur les notes basses qu'il développe d'une façon très remarquable.

La pyridine, au contraire, qui est pourtant un dérivé du goudron, donne des notes élevées et n'agit pour ainsi dire pas sur les notes du médium, encore moins sur celles de la basse.

Quant au goudron de Guyot, qui n'est, croyons-nous, qu'une lessive alcaline de goudron, nous déconseillons absolument son emploi tant au point de vue de la voix qu'à celui des accidents pulmonaires qui pourraient en résulter, du moins en inhalations.

Les mêmes particularités peuvent encore se signaler dans les essences. Nous donnons ici les résultats fournis par deux essences extrêmement répandues, le pétrole et l'essence de térébenthine :

Pétrole.

La composition des différents liquides connus sous le nom de pétroles est extrêmement variable au point de vue chimique proprement dit, et nous n'avons nullement l'intention d'en faire ici une étude approfondie, qui trouverait bien plus logiquement sa place dans les traités ayant pour objet l'étude des divers traitements de la diphtérie. On sait, en effet, que le pétrole a été l'objet de communications très importantes à ce sujet.

Au point de vue de la voix, l'action du pétrole

3.

en inhalations peut se résumer en quelques mots.

Après deux inhalations de dix secondes chacune, l'extinction de voix est complète et persiste environ trois heures. Il est intéressant de signaler en même temps une ivresse complète accompagnée de vertiges, et l'état d'imbécillité qui suit ces inhalations.

Essence de térébenthine (rectifiée).

Première aspiration. — Sensation de sécheresse au niveau du larynx. Griserie légère.

Résultat. — Une note basse gagnée :

$$fa_1$$

Deuxième aspiration. — Une note élevée gagnée, mais le timbre est modifié. La voix est moins intense.

$$fa_1 \ldots\ldots la_3$$

Troisième aspiration. — Aucune modification appréciable.

Quatrième aspiration. — La voix s'étend toujours de fa_1 à... la_3. Le timbre ne varie plus.

Les notes ainsi acquises disparaissent très rapidement, la voix revient à son état normal après cinq minutes de repos.

Il nous paraît important de faire remarquer que la térébenthine de Venise, beaucoup moins volatile, agit aussi efficacement sur la voix et que son effet persiste bien plus longtemps.

Les mêmes faits peuvent s'observer avec la sève de pin et donnent des résultats analogues.

Cette dernière remarque nous conduit à penser que l'effet produit par les inhalations dure d'autant plus que la substance appliquée ainsi sur les cordes vocales y séjourne plus longtemps. A l'appui de cette opinion, nous pouvons citer le fait suivant :

Ayant fait des applications avec de l'huile d'olive, la voix a disparu après trois inhalations de quinze secondes ; elle n'a reparu qu'après dix minutes de repos. Une autre fois, avec la même huile d'olive, et après le même nombre d'inhalations, la voix, disparue complètement, est revenue presque instantanément, car nous avons expulsé la légère couche d'huile déposée sur les cordes vocales, en toussant, crachant, mouchant, etc. Le même effet a été obtenu en faisant 3 inhalations d'alcool à 90°, qui a permis la dissolution et l'évaporation plus rapides de l'huile.

Nous avons cité plus haut les résultats obtenus

par le pétrole et l'essence de térébenthine, parce que ce sont les substances les plus fréquemment employées ; mais il en est une au moins que nous devons signaler aux chanteurs : nous voulons parler de l'essence d'eucalyptus, qui, fait remarquable, provoque des trous dans la voix et dont l'action est particulièrement tenace.

A côté de ces essences caractéristiques, il en est d'autres qui ont aussi leur mode d'action particulier, par exemple le bouquet dans les vins.

VINS

Chacun sait que les vins, quoique différant entre eux à l'infini, peuvent se diviser en trois grandes sortes qui sont : les crus de Bourgogne, les crus de Bordeaux et les crus intermédiaires.

Les vins de Bourgogne sont plus chargés en alcool, plus accentués comme bouquet. Les vins de Bordeaux sont plus riches en tannin et en fer.

Nous avons soumis à nos expériences, au point de vue de la voix, divers crus classés de Bourgogne et de Bordeaux. Les résultats nous ont fait voir également une très grande différence entre ces deux grandes classes.

Voici d'ailleurs, pour permettre les comparaisons, les résultats obtenus dans l'une et dans l'autre catégorie :

Vins de Bourgogne.
Pomard.

VOIX INITIALE
sol..... sol..... sol

Première aspiration. — Sensation de douce chaleur. Saveur agréable accompagnée d'un parfum pénétrant et capiteux. Bourdonnements consécutifs.

Résultat. — Deux notes du bas disparaissent, la voix s'étend seulement de si_1 à sol_3.

Deuxième aspiration. — Il reste à peine une octave de

$$fa_2 \text{ à } mi_3$$

Troisième aspiration. — Quatre notes persistent. Ce sont :

$$la_2 \ si_2 \ ut_3 \ ré_3$$

Quatrième aspiration. — Reste une seule note :

$$ut_3$$

La voix revient au point initial après un repos de dix minutes.

Beaune.

Première aspiration. — Sensation de chaleur légère. La saveur est amère et le parfum moins capiteux. Les bourdonnements sont moins intenses.

Résultat. — Trois notes disparaissent, deux en bas, une en haut.

Ce sont :

$$sol_1 \; la_1 \text{ et } sol_3$$

Deuxième aspiration. — La voix s'étend seulement de

$$fa_2 \text{ à } mi_3$$

Troisième aspiration. — Il n'y a plus que quatre notes :

$$la_2 \; si_2 \; ut_3 \; ré_3$$

Quatrième aspiration. — Note unique :

$$ut_3$$

La voix revient intacte après dix minutes de repos.

Dans les vins blancs de Bourgogne, l'action est un peu plus rapide, mais disparaît aussi plus rapidement, comme en témoigne l'expérience suivante.

Chablis Moutonne.

Première aspiration. — La sensation est toute de fraîcheur et la saveur légèrement aigrelette.

Résultat. — sol_1 la_1 en bas et sol_3 en haut ont disparu.

Deuxième aspiration. — Restent seulement quatre notes :

$$la_2 \; si_2 \; ut_3 \; ré_3$$

Troisième aspiration. — Note unique :

$$ut_3$$

La voix recouvre son intégrité en cinq minutes.

Des expériences semblables, répétées avec d'autres crus de Bourgogne rouges et blancs, nous ont donné des résultats analogues. La seule différence remarquable était relative à la saveur des divers crus expérimentés.

Nous avons répété les mêmes essais avec les vins de Bordeaux blancs et rouges, et nous avons obtenu une série de résultats identiques.

Après cinq, six et huit aspirations de vins de Bordeaux de différents crus, rouges et blancs, la voix ne subissait qu'une très légère modification comme timbre. L'intensité et l'étendue restaient les mêmes.

Comme on était en droit de s'y attendre, d'après les expériences précédentes, les vins intermédiaires (Roussillon, Beaujolais) nous ont donné des résultats intermédiaires dont voici la moyenne :

Première aspiration. — Les deux notes extrêmes disparaissent :

$$sol_1 \text{ et } sol_3$$

Deuxième aspiration. — La voix s'étend seulement du si_1 à mi_3.

Troisième aspiration. — Reste une octave environ :

$$ré_3\ fa_2 \text{ à } ré_3.....$$

Quatrième aspiration.

$$la_2\ ut_3$$

Cinquième aspiration. — Note unique :

$$ut_3$$

La voix revient à son point initial après dix minutes de repos.

Si donc nous voulions résumer en quelques mots l'action des vins sur la voix, nous dirions qu'elle est funeste dans les vins de Bourgogne, moins mauvaise dans les vins de Beaujolais, Roussillon, insensible dans les vins de Bordeaux.

Les vins étant souvent employés comme toniques ou excitants, leur étude nous conduit naturellement à celle des médicaments excitants ou soi-disant tels.

Parmi les excitants réels, un des plus remarquables est sans contredit le café avec ses dérivés, caféine et extrait de café.

Voici comment nous l'avons expérimenté : Dans un appareil inhalateur, nous avons disposé des grains de café grossièrement pulvérisé, et pour faciliter la dissolution des matières volatiles nous avons ajouté du rhum, dont nous savons que l'action sur la voix est insignifiante.

Voici maintenant les résultats de l'expérience :

Première aspiration. — Sensation de constriction légère au niveau du larynx; dégagement de l'huile aromatique essentielle. Saveur amère.

Résultat. — La voix a gagné deux notes en bas :

$$mi_1 \ fa_1 \ [sol_1$$

Une en haut.

$$sol_3] \ la_3$$

La sonorité est remarquable.

Deuxième aspiration. — Une note nouvelle apparaît dans le bas, *ré*. Les notes du médium sont considérablement renforcées. Quant à la voix de fausset, elle s'accroît d'emblée d'une octave, si bien qu'il est possible d'émettre sans transition bien marquée toute la série des notes de

$$ré_1 \text{ à } mi_3$$

Bien entendu, les notes comprises entre la_4 et mi_3 ne sont pas utilisables au point de vue du chant ; il nous suffit seulement de constater que nous pouvons en émettre les sons bien distincts.

Déjà, avec l'absinthe, nous avions obtenu un résultat sensiblement analogue ; mais ici l'émission des sons a lieu tout naturellement, sans aucune sensation de fatigue ni de griserie qu'on observe avec l'absinthe.

Les résultats fournis par la caféine et par l'extrait de café sont identiques ; ils ne diffèrent que par leur durée plus courte, s'il s'agit de la caféine.

Au nombre des excitants vrais peut encore se ranger la kola, ce médicament nouvellement connu en Europe et dont les effets sont si remarquables. Procédant comme pour le café, nous avons introduit dans l'inhalateur de la noix de kola concassée, additionnée de rhum. Les résultats ont été sensiblement analogues à ceux donnés par le café, avec pourtant cette particularité que l'odeur était modifiée de même que la saveur.

La durée de l'effet produit était moindre dans le cas de la kola.

Il est encore un autre médicament dont l'usage est trop fréquent en laryngologie pour que nous nous abstenions d'en parler.

Nommé, par certains auteurs, le tenseur par excellence des cordes vocales, ce médicament rend de grands services aux chanteurs en abolissant chez eux la sensation de la douleur, mais agit déplorablement sur la voix, comme il nous a été facile de le constater maintes et maintes fois en n'expérimentant même qu'avec les vins de coca.

Dès la première inhalation, cette sensation d'engourdissement est absolument indéniable. On constate en même temps que la luette retombe fortement vers la base de la langue, provoquant même par cette chute des nausées. Quant à la voix, elle a perdu en vigueur et en étendue, puisqu'elle ne comprend plus que sept notes qui sont pénibles :

$$sol_2 \ la_2 \ si_2 \ ut_3 \ ré_3 \ mi_3$$

A la suite de la seconde inhalation, nous arrivons à l'aphonie. L'étendue de la voix est nulle comme sa sonorité. Un repos de plus d'une heure dans les conditions normales, c'est-à-dire sans expectoration forcée, est nécessaire pour retourner à l'état primitif.

Le meilleur moyen de remédier à cet effet désastreux est de recourir aux inhalations de café ou de kola ou encore d'absinthe.

Et puisqu'il faut conclure, nous dirons que la coca n'est pas, comme on s'est plu à le répéter, le *tenseur*, mais bien le *détenseur* par excellence des cordes vocales.

Un tel résultat pourra et devra surprendre bien des chanteurs. Qu'ils fassent eux-mêmes l'expérience comme nous l'indiquons, ils verront que nous n'avançons que l'exacte vérité.

A quelle cause devons-nous attribuer cette action de la coca ou de la cocaïne? Est-ce à ses propriétés anesthésiantes? Nous ne le croyons pas, car il est un anesthésique extrêmement actif, le chloroforme, dont les effets sur la voix sont excellents. Additionné en petites quantités, 15 à 20 gouttes par jour, dans un appareil inhalateur, il facilite singulièrement les transformations de la voix et permet d'émettre sans fatigue appréciable des notes généralement pénibles à tenir.

Nous terminerons ici l'exposé des diverses expériences auxquelles nous nous sommes livré, en ajoutant que dans le but de faciliter à chacun la vérification des phénomènes que nous venons de signaler, nous avons fait construire un appareil spécial à inhalation, dont l'emploi n'est pas indispensable, il est vrai, mais surtout nous avons fait préparer des liqueurs dont les formules ont été déjà communiquées à l'Académie de médecine. Ces liqueurs peuvent s'appliquer à la plupart des cas de troubles vocaux.

Voici leur composition :

Liqueur n° 1 pour Ténor et Soprano.

Essence de térébenthine....	100 gr.
Goudron de Norvège........	20 —
Chloroforme...............	1 —
Pyridine..................	1 —

Liqueur n° II pour Baryton ou Mezzo-Soprano.

Essence de térébenthine.... 100 gr.
Goudron de Norvège....... 20 —
Chloroforme.............. 1 —

Liqueur n° III pour Basse.

Essence de térébenthine.... 100 gr.
Goudron de Norvège....... 40 —
Chloroforme...... .... 1 —

Comme il est aisé de s'en rendre compte par la comparaison de ces liqueurs, elles ne diffèrent entre elles que par la quantité de goudron de Norvège qu'elles renferment et l'adjonction de pyridine. Quant au chloroforme, les proportions de son mélange sont identiques; nous avons dit, en effet, qu'il agissait en favorisant le jeu du larynx : on comprend dès lors que sa formule ne varie pas.

Il ne peut en être de même pour le goudron de Norvège et pour la pyridine, qui ont chacun leur action spéciale, dont nous avons parlé plus haut.

Nous donnerons plus loin des extraits de lettres et d'observations ayant trait aux inhalations employées dans les cas de troubles vocaux

simples et consécutifs à des troubles respiratoires.

Un certain nombre de ces lettres font voir que
les premiers essais n'ont pas été toujours fruc-
tueux. Cela tenait à un défaut de méthode dans
les expériences, et c'est pour éviter à l'avenir ces
déconvenues, peu graves d'ailleurs, que nous
allons rapidement donner quelques conseils à
nos lecteurs qui seraient curieux de vérifier nos
assertions :

Avant de commencer les inhalations, il est nécessaire de constater et de faire constater par
d'autres l'étendue et la sonorité de la voix, de
même que la facilité relative de l'émission
du son.

Ces préliminaires bien nettement établis, on
pourra commencer les inhalations.

Qu'elles soient nasales ou buccales, ou alter-
nativement, les inspirations devront toujours être
faites longuement, surtout au début, et la limite
de quinze secondes par aspiration ne paraîtra
pas toujours suffisante et nous engageons à faire
une vingtaine d'aspirations consécutives. Il ar-
rivera souvent que les aspirations provoqueront
la toux ; qu'on ne s'en étonne pas, c'est une

preuve que la muqueuse respiratoire est sus-
ceptible — et que l'on continue.

Fréquemment aussi, les premières inhalations,
faites avec tout le soin et toute la persévérance
possibles, ne donneront pas de résultat bien
appréciable ou bien net ; on ne devra pas pour
cela perdre courage, car nous voyons dans une
des lettres (Lettre XXXIII) que cet effet ne s'est
produit qu'après plusieurs jours d'aspirations.

En général, pourtant, il y a dès les trois ou
quatre premières séances une amélioration très
sensible, tout au moins dans la sonorité et le
timbre de la voix, de même que dans la facilité
à émettre les sons.

PIÈCES JUSTIFICATIVES

Sous ce titre général, nous avons placé par ordre d'importance les diverses lettres et communications qui nous ont été adressées relativement aux inhalations. Nous les diviserons en deux catégories distinctes :

1° Celles qui ont trait uniquement à la voix ;

2° Celles qui se rapportent à diverses maladies dans lesquelles la méthode des inhalations a donné des résultats favorables.

PREMIÈRE PARTIE

COMMUNICATIONS ET OBSERVATIONS SE RAPPORTANT A LA VOIX.

LETTRE I

Beauvais-sur-Matha.

Monsieur le Docteur,

J'ai fait usage de vos appareils à inhalation, l'un chargé de teinture de benjoin, l'autre chargé de liqueur Soprano.

Non seulement mon enrouement a complètement disparu, mais encore j'ai été exempt des

4

oppressions et des rhumes pendant toute l'année
dernière...

Henri R...

LETTRE II

Étigny.

... Depuis que j'ai reçu votre appareil, ma si-
tuation s'est améliorée de jour en jour...

O. Mérot.

LETTRE III

Monsieur le Docteur.

A notre grand regret, il m'a été impossible
d'aller chez vous...

Je le regrette, car votre traitement me réus-
sit et je crois que vous pourrez encore me l'a-
méliorer...

E. de Dr.

LETTRE IV

Lyon.

Monsieur le Docteur,

... J'ai constaté que l'emploi de votre appareil change immédiatement la voix et d'une voix
enrouée fait une voix timbrée, mais je n'ai pas

pu essayer autre chose que la voix parlée, parce que ma bronchite m'empêche absolument de chanter.

P..... 13, rue Gasset, Lyon.

LETTRE V

... Je me trouve parfaitement de votre médication que je suis avec vos appareils et sur vos indications. D'ailleurs, je suis entouré ici de confrères, qui sont tous professeurs ou prédicateurs et qui s'intéressent vivement à cette découverte. Plusieurs à qui j'ai communiqué vos documents en ont été émerveillés...

A. Mal...

à la Délivrande (Calvados).

LETTRE VI

Mon cher confrère,

... Cela n'empêche pas les faits d'exister.

Il est certain que tout à l'heure, après votre départ, j'ai inhalé des vapeurs d'alcool et j'ai pu faire quelques exercices avec du timbre. N'y a-t-il pas eu suggestion ? Voilà...

Dr J. B.

Val-André (Côtes-du-Nord).

LETTRE VII

Monsieur et très honoré confrère,

... J'ai fait quelques essais très incomplets. Je vais vous les citer tels quels :

A. Personnellement, j'avais parfois la voix voilée.

J'ai fait environ six à huit fois des séances d'inhalation en choisissant les jours où ma voix laissait à désirer ; je fais d'abord, suivant votre conseil, une inspiration d'alcool à 80° et ensuite huit à dix inspirations profondes avec le mélange :

> Essence de térébenthine.... 100 gr.
> Goudron végétal.......... 20 —
> Chloroforme, quelques gouttes.

Manifestement ma voix est devenue à chaque expérience plus claire, plus forte et peut-être plus grave...

B. ... Dans deux cas de bronchite débutant par des symptômes de laryngite striduleuse, les inhalations avec le mélange déjà cité ont donné un résultat plus satisfaisant que les potions calmantes et le chloral.

C. Dans deux autres cas, j'ai conseillé l'usage des mêmes inhalations :

1° Un malade atteint depuis six mois de tuberculose laryngée et pulmonaire,... parti en Suisse, amélioré, voix plus claire, toux moins fréquente après un mois de traitement ;

2° Tuberculose à marche lente limitée à un sommet chez une campagnarde.

Les inhalations pratiquées depuis un mois trois fois par jour paraissent avoir une influence salutaire... Vous le voyez, mon cher confrère, je n'ai qu'à me louer des essais bien imparfaits que j'ai tentés.

Dr B...

Saint-Germain-en-Laye.

LETTRE VIII

Monsieur le Docteur,

... Je me suis donc inhalé à plusieurs reprises et j'ai en effet constaté, en essayant les vieilles sonorités qui me restent, qu'elles avaient éprouvé plus de netteté, d'élasticité et de force qu'avant l'inhalation...

Quant à la prétention d'ajouter des notes, soit en haut, soit en bas, sur les cordes qui nous sont dévolues par la nature, c'est une autre affaire.

... Je n'en demeure pas moins convaincu de

4.

l'efficacité de vos inhalations quant à la restauration qu'elles manifestent.

G. Duprez.

LETTRE IX

...J'ai le plaisir de vous informer que M. Charp..., de l'Opéra, se trouve fort bien du traitement que vous lui avez fait suivre. C'est du moins ce qu'il m'a écrit il y a quelques jours... Il est donc certain qu'en diverses affections laryngiennes votre inhalateur peut rendre de bons services.

A. Piltan.

LETTRE X

... Cela confirme de tous points ce que vous avez dit relativement aux effets des inhalations.

Ma voix a acquis grâce à votre appareil une sonorité et une étendue qu'elle n'avait plus depuis longtemps.

A. Bauer.

LETTRE XI

... Je viens, Monsieur, humble observateur, vous faire part des applications auxquelles on a soumis votre appareil et dont le résultat inespéré (une aphonie subite et complète accompagnée d'un fort rhume de cerveau disparus tous deux

en trois jours grâce à de fréquentes aspirations),
donna l'idée à une maman de soumettre au même
traitement un bébé de deux ans.

... Armand avait le tuyau aux lèvres quand la
mère s'ingénia de souffler doucement par le trou
aspirateur. Soit surprise, soit chatouillement, le
petit absorba forcément une forte dose d'essence qui fit cesser presque immédiatement les
cris et les quintes de toux...

Pendant la nuit, l'enfant ayant la bouche en-
tr'ouverte, la maman renouvela le même système, et je ne sais pas comment cela s'est fait,
Monsieur, mais ce que je puis certifier, c'est
qu'après l'opération plusieurs fois répétée facilement et sans contrainte, les parents eurent la satis-
faction de voir diminuer les accès et l'enrouement.

T. C...

LETTRE XII

...J'ai fait deux ou trois fois par jour les inhalations et j'ai obtenu de pouvoir faire sortir
assez bien l'expectoration, ce que je ne pouvais pas;
aussi une amélioration très grande dans les cordes
vocales, parce que je sens beaucoup moins de fai-
blesse et les narines beaucoup plus libres. Je commence à pouvoir donner des notes aiguës. Quand

même elles sont encore faibles, au moins elles ont du timbre, c'est ce qu'avant je ne pouvais pas faire...

GIUSEPPE GABASTONI.

Fermo in Posta, Milan.

LETTRE XIII

Je vous voue une reconnaissance que je ne puis assez exprimer. J'ai fait usage de votre merveilleux inhalateur, qui m'a rendu la voix éteinte depuis deux ans.

A. F. G.

Nauphle-le-Château.

LETTRE XIV

Je me fais un plaisir de vous donner des détails au sujet de l'appareil du docteur Sandras, dans lequel, soit dit entre parenthèses, je n'avais qu'une confiance très limitée.

J'ai constaté que dans les jours brumeux et les jours où j'étais peu en voix, en faisant des aspirations prolongées et répétées environ trente ou quarante fois, ma voix non seulement gagnait de la puissance sans que je fatigue, mais encore acquérait une étendue que je ne lui connaissais pas, surtout dans les notes élevées.

A. CHARBONNER.

Limoges.

LETTRE XV

... Je me propose plus tard de propager vos appareils dans les paroisses, afin de subvenir aux nombreuses maladies soit du larynx soit de la poitrine...

J'ai déjà fait plusieurs expériences indiquées par M. le docteur Sandras. Certainement, j'en ai reconnu une très grande efficacité. Pour les rhumes, le remède est vraiment des plus utiles. Après de nombreuses inhalations ma voix a acquis une étendue bien sensible dont plusieurs ont été témoins...

A. PLANCHE.
Grand Séminaire de Clermont.

LETTRE XVI

.·. Ce n'est pas que j'aie obtenu un résultat bien appréciable... Le son m'a paru plus clair la seconde fois, mais aussi plus dur. J'aurais aimé obtenir ce charme du timbre qui ravit l'auditeur, la douceur, le velouté...

Néanmoins je suis convaincu que la voix a pris du brio et qu'elle en acquerra encore...

C. GRAF.
rue Saint-Dominique, Lyon.

LETTRE XVII (*du même*)

Je me permets de vous écrire une seconde fois,

car je tiens absolument à vous faire part des résultats obtenus par votre inhalateur. Je me résumerai en vous disant que c'est tout simplement un prodige. Ma voix a acquis du brillant et du timbre et je constate une grande différence lorsque la fatigue m'oblige à abandonner les inhalations..... En outre, les aspirations me débarrassent des glaires qui me font une guerre continuelle.

C. Graf.

Lyon.

LETTRE XVIII

... J'ai quarante-deux ans, il y a vingt ans que je suis artiste. J'ai des extinctions de voix partielles et des enrouemements subits qui me prennent depuis dix ans.

J'ai suivi tous les traitements, même celui du docteur Fauvel, et aucun ne m'a guéri. Je me suis fait visiter la gorge et tous les médecins l'ont jugée saine...

C'est un voile que j'ai sur les notes élevées, et la moindre fatigue ou contrariété se portent de suite à la gorge...

Della Rocca.

Alcazar Théâtre, Lisieux.

LETTRE XIX *(du même)*

J'ai l'honneur de vous rendre compte des résultats de votre traitement que j'ai exécuté à la lettre.

1° Les inhalations m'ayant fait tousser à la troisième ou quatrième aspiration, je les ai cessées momentanément et recommencées peu de temps après de manière à faire par jour de cinquante à soixante aspirations prolongées.

2° Dès le premier jour j'ai senti une amélioration dans la fraîcheur de la voix et dans l'émission, malgré la toux invétérée que j'ai conservée...

4° ... Deuxième et troisième jour. J'allais de mieux en mieux et j'avais gagné deux notes claires du haut et du bas. Contentement général.

5° Aujourd'hui dimanche. Représentation de jour et de soir. Un peu fatigué par la chaleur et moins de voix qu'hier.

Est-ce fatigue, est-ce chaleur ?

Della Rocca.

LETTRE XX *(du même)*

... Ma voix se déplace, elle prend de l'extension dans le bas, mais je n'ai plus ni *fa* ni *sol* en haut.

J'ai perdu entièrement mon fausset, ce qui me gêne énormément pour mes imitations...

... J'étais pourtant heureux des résultats, car j'ai la voix moins enrouée, plus vibrante et plus sonore...

Della Rocca.

LETTRE XXI

... C'est toujours à peu près la même chose. Cependant les notes les plus graves, il me semble que je commence à les attaquer un peu plus sûrement. Quant aux autres notes, même dans le médium, elles sont toujours voilées et très pénibles...

K.

rue Sainte-Anne-de-Barabon, Lyon.

LETTRE XXII *(du même)*

Je suis très heureux de pouvoir vous dire que je vais beaucoup mieux pour la voix. Ce que vous aviez prévu est arrivé.

Après quelques inhalations du mélange de chloroforme et de pyridine introduit dans mon appareil, j'ai pris des notes de tête de plus sans

modifier beaucoup les notes de poitrine. Ce n'est
que par la suite qu'elles se sont éclaircies...

K.

rue Sainte-Anne-de-Barabon, Lyon.

LETTRE XXIII *(du même)*

... Vous avez fait un heureux de plus : ma
voix, que je croyais avoir perdue, m'est presque
complètement rendue.

K.

rue Sainte-Anne-de-Barabon, Lyon.

LETTRE XXIV

(Extrait d'une lettre à M. Ambroise Thomas)

... Quoique un peu sceptique en pareille ma-
tière, je me suis rendue il y a une quinzaine de
jours chez ce Docteur, plutôt par acquit de cons-
cience que par conviction.

Je déclare avec bonheur et reconnaissance que
le résultat de la *première* expérience a été *im-
médiat*. J'ai de suite recouvré les notes hautes
que j'avais perdues et en même temps la fraîcheur
et la clarté des sons.

Depuis, en continuant ce traitement si simple, j'ai vu disparaître toute trace de mon affection...

Ve LEMIT.

Paris.

LETTRE XXV

... Depuis la réception de votre envoi, je vais beaucoup mieux de mon anémie.

... Pour la voix, elle est froide, elle manque de force...

C^e DE LA S...

Angoulême.

LETTRE XXVI *(de la même)*

Votre cure est des meilleures... Les inhalations nasales surtout ont fort bien réussi. Je chante plus clair et j'ai toujours tendance à élever. Je fais deux octaves, je *jette* l'*ut*, mais je *tiens* bien le *si bémol*.

Voix claire mais mince, voix anémique.

C^e DE LA S...

Angoulême.

LETTRE XXVII *(de la même)*

Je viens vous mettre au courant du résultat de votre science ou plutôt de votre miracle. Il s'est opéré une amélioration sensible dans mon larynx. Tout ce qui était engorgé commence à se dégager...

Je fais des aspirations par le nez, il me semble que cela me dégage aussi l'amygdale droite enflée. Il n'y a plus de granulations...

C^e DE LA S...

Angoulême.

LETTRE XXVIII

... Le cachet de simplicité de votre découverte, la facilité d'opérer soi-même et le choix des substances recommandées, nous donnent la ferme espérance de trouver en votre inhalateur le remède que n'ont pu nous procurer jusqu'ici ni les pulvérisations, ni les gargarismes, ni l'ingestion de préparations réputées infaillibles pour la guérison des maux de gorge...

Les Chartreux ont en effet cinq à six heures d'office chanté par jour et, souvent plus, la moitié au milieu de la nuit, et sous notre climat, au milieu de brusques et incessants changements de température, plusieurs de nos Pères sont continuellement affligés de rhume ou de bronchite.

Ceux qui attrapent une laryngite peuvent aisément en souffrir pendant sept mois...

F. STANISLAS.
Grande-Chartreuse.

LETTRE XXIX *(du même)*

... Nous possédons huit appareils, une dizaine de nos Pères se sont mis au traitement des inhalations et en ont constaté la réelle efficacité.

Nous avons fait les expériences indiquées dans vos consultations. D'abord avec de l'alcool (notre liqueur blanche), qui, après douze à quinze aspirations prolongées, donne la voix alcoolique — avec de l'eau froide pour s'enrouer spontanément ou neutraliser l'effet de l'alcool — avec votre liqueur spéciale à laquelle nous avons ajouté du chloroforme, de la pyridine, enfin avec de l'essence de térébenthine très chargée en goudron.

J'ai répété moi-même très fréquemment ces expériences.

Avec un inhalateur à demi rempli d'eau froide il me faut quinze à vingt inhalations pour m'enrouer et provoquer la toux.

Avec un inhalateur chargé de notre liqueur blanche, après trois ou quatre inhalations j'ai la voix plus nette et plus claire — si je continue, ma voix devient sourde après dix-huit à vingt inhalations (huit à dix secondes chacune), elle est rauque et ne se modifie plus quel que soit le nombre d'inhalations supplémentaires. Il me faut dix à douze inhalations d'alcool pour faire disparaître l'enrouement occasionné par l'eau froide.

Le traitement que je suis trois fois par jour consiste en :

Une inhalation d'alcool suivie de dix à quinze inhalations de liqueur de goudron additionnée à chaque séance de six gouttes de chloroforme.

Je souffrais d'une laryngite depuis sept mois. ... Après un mois de traitement, tout malaise avait disparu, la luette est revenue à son volume normal et le voile du palais n'a plus de granulations, je ne souffre plus. J'attribue la plus grande partie de cet effet curatif à l'essence de térébenthine, à ses propriétés modifiantes qui ont hâté ma guérison.

C'est à partir de ce moment que j'ai pu faire attention à la modification de la voix produite par les inhalations. Ma voix, très faible après la laryngite, est devenue plus sonore, plus vibrante, et surtout plus grave. Après une séance d'inhalations, je gagne cinq à sept notes dans le bas et cela est constant. Mais, quelle que soit la proportion de chloroforme ajoutée, je ne gagne aucune note dans le haut. Je donne le *fa* et jamais un demi-ton de plus.

Après chaque séance, je sens un bien-être réel dans la poitrine, je respire plus librement et puis passer impunément de l'air chaud de la cellule dans l'air glacé du cloître.

J'ai aussi remarqué que l'effet des inhalations me dure environ deux ou trois heures. Je le constate en cherchant les notes basses gagnées.

J'ai ajouté une fois six gouttes de pyridine et j'ai senti dans la gorge une sensation de striction pénible, après quoi j'ai poussé quelques notes de tête que *je n'avais jamais données...*

... Grâce à vos inhalations, plusieurs de nos Pères ont déjà fait avorter bon nombre de rhumes et d'enrouements. Pour cela l'opinion générale est en faveur de votre système, dont elle reconnaît l'efficacité.

Pour les modifications de la voix... quatre de nos confrères s'en sont très bien trouvés.

L'un d'eux, âgé de plus de soixante ans, a obtenu des résultats très satisfaisants. Il avait constamment la gorge remplie de mucosités qui donnaient de l'hésitation à sa voix.

Aujourd'hui, les inhalations ont séché sa muqueuse, et rendu beaucoup de sonorité à sa voix, qui a gagné dix notes.

Un autre avait les amygdales très tuméfiées, sa gorge a perdu toute inflammation et toute douleur.

Les deux autres obtiennent de votre traitement une résistance plus grande contre la fatigue du chant et des notes plus sonores...

F. STANISLAS.
Grande-Chartreuse.

LETTRE XXX

... Ma voix est peu sonore, difficile à émettre et d'une faible étendue, du *do* au *mi*, quinze notes environ, encore les dernières notes sont-elles un peu difficiles...

P. C..
Curé à Uchenstein (Ariège).

LETTRE XXXI *(du même)*

Après avoir versé la liqueur normale dans le grand appareil et de la chartreuse jaune dans le petit, j'ai fait les inhalations prescrites. Le lendemain j'ai fait les mêmes inhalations après mon lever et vers neuf heures, après quoi j'ai mis ma voix à l'essai.

Quelle fut alors ma surprise en constatant que ma voix dure et difficile à émettre jusque-là, s'était assouplie subitement et se produisait avec une aisance inconnue jusqu'à ce jour. Je fis les mêmes inhalations dans l'après-midi et de nouveaux exercices de chant, je fus également satisfait de ma voix... L'addition de chloroforme me parut encore avoir une nouvelle efficacité pour l'émission de la voix. Depuis j'ai ajouté chaque jour douze gouttes de chloroforme et je m'en trouve bien. Ma voix est plus claire et me donne moins de fatigue...

Mais elle n'a encore rien gagné au point de vue de la hauteur...

J'ai essayé les inhalations sur d'autres personnes, mais non avec la même régularité que sur moi. J'ai constaté que la voix leur devenait plus claire...

P. C.,

Curé d'Uchenstein (Ariège).

LETTRE XXXII *(du même)*

... Je me suis empressé d'ajouter, suivant vos conseils, trente gouttes de chloroforme dans mon appareil et de faire les inhalations.

J'ai renouvelé cette addition de chloroforme chaque matin. Effet constaté jusqu'à ce jour : Voix un peu plus puissante et émission de trois notes de plus, *sol* en haut et *la sol* à la base, ce qui porte à deux octaves l'étendue de ma voix. Bien que ces notes extrêmes soient justes, ma voix ne saurait s'y arrêter longtemps, car elles me causent vite une fatigue qui m'oblige à cesser...

P. C.,

Curé d'Uchenstein (Ariège).

LETTRE XXXIII *(du même)*

... Je dois vous dire d'abord que j'ai trois inhalateurs de plus fabriqués par moi-même... Pendant trois jours j'ai fait des inhalations d'eau de Botot, de liqueur normale avec trente gouttes de chloroforme et de liqueur Soprano.

Effets. — Dès le second jour, j'ai produit trois notes de plus à la haute et *la si do* en voix de

5.

tête. Ces notes, je ne les avais encore jamais émises. J'ai pu aussi chanter dans un ton élevé avec bien moins de fatigue...

Pendant trois autres jours, j'ai fait encore des inhalations d'eau de Botot, de liqueur normale chloroformée et de liqueur pour basse. Ma voix de basse y a gagné sensiblement, car elle a acquis une certaine ampleur et sonorité dont je suis fort satisfait.

Quant à mes chantres, sur sept individus de vingt à trente ans, la liqueur Soprano a produit un effet plus ou moins sensible sur quatre. Chez trois autres, l'effet a été peu appréciable.

Sur tous les sept, la liqueur de basse a produit un effet sensible en rendant leur voix plus sonore...

A mon avis, l'effet complet des inhalations ne se produit pas immédiatement après une seule aspiration, mais bien après plusieurs jours d'aspiration. Cette marche progressive des effets des inhalations, je l'ai constatée sur moi-même et jusqu'à présent je n'ai pas vu qu'il en soit autrement pour les autres...

P. C.,

Curé d'Uchenstein (Ariège).

LETTRE XXXIV *(du même)*

… Quant aux expériences, je n'ai rien de nouveau à vous annoncer. Les résultats sont bien ceux que vous m'aviez annoncés avec les diverses essences. La liqueur normale additionnée de chloroforme rend la voix claire et étendue. La liqueur Soprano additionnée de quelques gouttes de pyridine pousse la voix de plusieurs degrés vers le dessus, tandis que le goudron la dilate vers la basse.

P. C.,

Curé d'Uchenstein (Ariège).

LETTRE XXXV

Cher confrère,

Je marche de succès en succès par l'emploi de votre méthode. Aujourd'hui je viens de recevoir la visite d'une malade que j'ai guérie en dix jours d'une extinction de voix très rebelle, sans exiger que la malade cessât un instant ses occupations.

Dr A. M.,

26, rue Neuve, Dunkerque.

LETTRE XXXVI *(du même)*

... Mes deux cas les plus nets de guérison sont les suivants :

Une femme de quarante-cinq ans, ayant une aphonie absolument complète depuis neuf mois, traitée par l'électricité et tous les moyens classiques...

Cette femme est d'une constitution délicate et très nerveuse. Je la soumets à une triple séance d'inhalations par jour. Après chaque séance il y a une petite modification de la voix.

Puis un matin elle va faire son marché après une séance faite par moi. C'était le cinquième jour du traitement, lorsque tout à coup la marchande dit : « Mais c'est vous, madame, qui parlez si bien. » La malade venait de recouvrer totalement sa voix sans s'en apercevoir... Depuis un mois la guérison s'est maintenue. Un jour pourtant la voix a disparu une heure. Aussitôt la malade a fait usage des inhalations et la voix est revenue, je n'ai même pas été appelé...

Le deuxième cas est une extinction de voix survenue à la suite d'une laryngite aiguë.

Elle datait de plus de deux mois. Chose remarquable, sous l'influence des inhalations la voix revenait quelques heures dans la journée, puis disparaissait de nouveau, intermittence qui prouve bien l'effet des inhalations.

Enfin, il y a huit jours, la voix est redevenue normale et restée telle...

Une autre malade à la suite d'exercices forcés de chant, a contracté une extinction de voix, il y a cinq ans. Depuis le mois d'avril elle a été traitée régulièrement par un spécialiste qui lui a cautérisé l'arrière-cavité des fosses nasales, puis les amygdales ; enfin en septembre il lui a enlevé des végétations adénoïdes du pharynx. En même temps il faisait des séances d'électrisation.

Ce traitement n'a pas modifié l'état de la voix et depuis dix jours j'ai entrepris cette malade...

Sa voix n'était nette que du *do* au *sol*. Je commençai le 23 ; depuis cette date elle fait trois séances d'inhalations par jour, et en *cinq* jours elle a gagné trois tons...

Dr A. M...
Dunkerque.

LETTRE XXXVII *(du même)*

J'ai suivi à la lettre vos conseils et voici les résultats obtenus :

La malade n'éprouve plus de fatigue à parler.

Elle a moins de mucosités dans l'arrière-gorge et le larynx, et n'a plus ce *hum* qu'elle faisait souvent.

La voix a gagné en étendue et va du *do* au *mi*, ce qui est très beau. Les deux tons gagnés depuis huit jours ont été obtenus dans la première moitié de la semaine...

Dr A. M...
Dunkerque.

LETTRE XXXVIII *(du même)*

... Suivant votre conseil, j'ai d'abord essayé sur moi les effets de ces différentes applications.

Le résultat de la macération du café dans du rhum a été particulièrement frappant, elle m'a fait immédiatement gagner deux tons et a donné plus d'éclat à ma voix. L'effet de l'essence de citron a été particulièrement remarquable sur la voix de ma femme : en quelques aspirations, elle s'est élevée du *fa* au *la*.

J'arrive à ma malade. Le résultat le plus frappant a été obtenu par le café.

La malade, qui n'avait que des notes brèves,

pouvait donner deux fois plus de son, la voix a gagné en intensité d'une façon très nette.

Après l'aspiration de la liqueur pour basse, elle pouvait descendre un ton plus bas. Enfin ce timbre de voix cassée a nettement diminué.

Dʳ A. M...
Dunkerque.

LETTRE XXXIX

... Vous disiez que ma voix gagnerait des notes basses, que mon médium serait plus sonore et plus souple et que mes notes élevées sortiraient plus facilement. Tout cela s'est réalisé, mais il y a encore quelque chose à faire pour les notes élevées...

Voici dans quel état se trouvait ma voix de ténor léger avant le traitement.

Je partais du *la* d'en bas.

Je donnais ce *la* facilement, avec assez de

force. Du *la* d'en bas au *fa* d'en haut 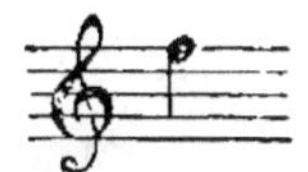

ma voix était très ronde, très solide, mais manquait un peu de souplesse dans les vocalises, trilles, etc... A partir du *fa*, j'avais dans la voix comme un *trou* entre le *fa* et le *la*, c'est-à-dire que mes notes de transition 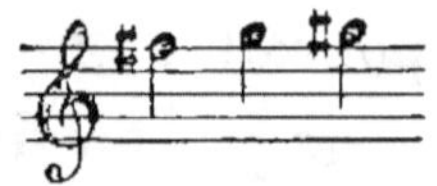 étaient très faibles.

A partir du *la* d'en haut, j'entrais en plein dans la voix de tête que j'ai très forte. Je monte avec ma voix de tête jusqu'au *ré*. En résumé, ce qui me manque, c'est de donner de poitrine les

notes 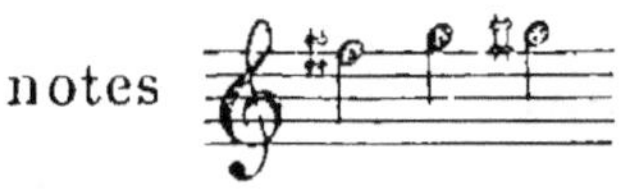

Après le traitement, voici le résultat :

Dans le bas j'ai gagné cinq notes, j'arrive facilement au *mi* et j'indique le *ré*.

Mon médium est beaucoup plus fort et plus souple. Mes notes rebelles sortent de poitrine, mais sont encore faibles, surtout le le *sol*

... Les inhalations me font éprouver un grand bien-être, mais j'ai toujours peur que cela ne dure pas et que la voix, après avoir acquis rapidement une grande étendue et beaucoup de sonorité, ne vienne à tomber tout à coup.

H. Sal...   Carcassonne.

LETTRE XL *(du même)*

... J'ai repris les inhalations avec la liqueur n° 5 et j'ai le plaisir de vous annoncer que je m'en trouve très bien. J'ai gagné une note de poitrine, le *sol* d'en haut, et je suis sur le point d'acquérir le *la*. Quant à mes notes basses, elles sont restées les mêmes, je donne le *mi* d'en bas.

H. SAL...
Carcassonne.

LETTRE XLI *(du même)*

... J'ai le plaisir de vous annoncer que je donne le *la* de poitrine, mais le matin seulement ou après un long repos, car aussitôt que j'éprouve une fatigue quelconque, ne serait-ce que la fatigue d'une causerie prolongée, je retombe dans ma voix de tête...

Donc j'ai acquis le *la* de poitrine, il ne reste plus qu'à le fixer...

Mais là où les progrès sont surprenants, c'est dans le médium et les notes de soprano. D'abord, j'ai conservé mes basses et je donne toujours le *mi* d'en bas.

Mon médium a presque triplé de volume.

Du *si* au *mi* ♪ ma voix, qui était déjà très bonne avant le traitement, a gagné une force telle, que je suis obligé de la modérer beaucoup, ce qui ne m'empêche pas de faire des demi-teintes très douces et très nettes ,car ma voix aussi a gagné beaucoup en souplesse...

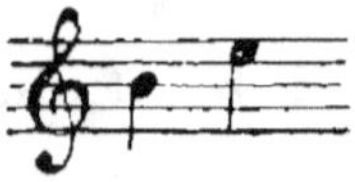

Mes notes de soprano n'ont pas gagné en étendue, mais beaucoup en force et en homogénéité...

H. Sal...

Carcassonne.

LETTRE XLII *(du même)*

... J'ai le plaisir de vous annoncer que je donne aujourd'hui le *la* d'en haut de poitrine très facilement et que je commence à donner le *si bémol.* Mais j'ai dû supprimer les inhalations de chartreuse blanche qui m'enrouaient...

Les boissons alcooliques et la fumée de tabac m'enrouent; au contraire, un morceau de viande froide, un œuf, me rendent la voix.

II. Sal...

Carcassonne.

LETTRE XLIII *(du même)*

... Vous avez trouvé juste ce qu'il me faut. Je donne le *si* naturel de poitrine, seulement ma voix se fatigue vite dans ces notes élevées, mais je crois qu'en continuant le traitement avec ces mêmes essences, elle se fortifiera beaucoup...

H. SAL...
Carcassonne.

LETTRE XLIV *(du même)*

... J'ai gagné dans le haut les notes de poitrine qui me manquaient, *la*, *si* bémol et *si* naturel. La voix de tête est devenue en même temps si forte et si homogène, que son timbre est très peu différent de celui de la voix de poitrine. Dans certaines notes et sur certaines syllabes le son est absolument le même...

H. SAL...
Carcassonne.

DEUXIÈME PARTIE

LETTRES ET OBSERVATIONS SUR DIVERSES AFFECTIONS TRAITÉES PAR LES INHALATIONS.

LETTRE I

...Je m'étais servi avec succès de vos inhalateurs

et pendant deux ans j'étais devenu *réfractaire aux rhumes et aux enrouements*. Mais voilà que cela recommence de plus belle et je suis forcé de recommencer aussi à me soigner...

J. BRAL.
Wimy (Aisne).

LETTRE II

... Quant à votre invention, je m'en trouve admirablement bien. Depuis trois ans que je suis ici, j'avais l'habitude chaque année, dès les premiers jours d'octobre, de pincer un gros rhume de cerveau qui me menait jusque après Pâques, et cela malgré cache-nez, chapeaux, etc... Depuis la rentrée je suis toujours nu-tête, je vais toujours en récréation, et songez que nous en avons une tous les soirs de 7 heures 1/2 à 8 heures 1/2, je n'ai encore rien attrapé...

H. C...
Diacre au Grand Séminaire Saint-Sulpice.

LETTRE III

... Merci de votre inhalateur. Je puis respirer et vivre. Ma voix est un peu meilleure...

Fr. P...
Collège de Courpière (Puy-de-Dôme).

LETTRE IV

... Mes enfants aussi se servent de votre appareil. La semaine dernière mon petit garçon avait un commencement d'inflammation de la gorge, en deux jours disparition complète.

L. LEVI.

Dentiste, à Paris.

LETTRE V

... Le catarrhe dont je souffrais depuis ma jeunesse me semble disparu entièrement. Il a dès les premiers jours du traitement diminué d'intensité...

Je puis affirmer que je respire facilement, crache peu et ne tousse plus depuis que je fais emploi de votre inhalateur...

Je ne veux pourtant pas passer sous silence le cas particulier de M. S..., si singulièrement guéri par votre méthode.

M. S..., l'un de nos amis, traînait depuis plusieurs années une maladie de poitrine rebelle à tous les traitements. Les eaux, les bains, les médicaments, les visites des princes de la science, rien n'y faisait.

Il était trop affaibli pour me recevoir et je fis part à sa femme de votre découverte, n'en espérant guère, dois-je l'avouer, de résultat important.

Six jours après ce conseil, je reçus la visite de M. S..., guéri.

S. H...

Boulevard du Temple, Paris.

LETTRE VI

Très honoré confrère,

... Quant à moi, presque plus de dyspnée, état catarrhal très amoindri. Je ne puis que vous dire merci...

Dʳ M...

Paris.

LETTRE VII *(du même)*

... Mon champ d'observation était vaste, ayant à soigner des mariniers et employés de vigie. L'humidité, le brouillard auxquels sont exposés ces employés déterminent chez eux de nombreux cas de bronchite, broncho-pneumonie, emphysème, et d'asthme. Or, depuis huit mois, j'ai eu quatre-vingts cas à peu près à traiter, j'ai employé votre système. Somme toute, si je n'ai pas guéri, j'ai soulagé *tous* mes malades et jugulé bien des cas...

Dr M...

Paris.

LETTRE VIII

... J'ai eu à traiter depuis peu trois *diphthéries* dont deux ont guéri. La morte a succombé le onzième jour, faute d'alimentation, mais guérie de l'affection locale. Sur les deux guéris, l'un a été traité par badigeonnages au citron, pommade iodure de plomb, potion chlorate et potion cubèbe ; l'autre était traité par le même système, mais le *mauvais aspect* des plaques, leur épaisseur, leur couleur jaune, m'ont décidé à remplacer le citron par l'essence de térébenthine.

Le succès a été remarquable, l'enfant est guéri.

Dr G...

Oran.

LETTRE IX *(du même)*

... Voici cependant une observation qui peut passer pour un peu surnaturelle :

Le jeune B..., âgé de dix ans, tombe malade le 14 février. Je suis appelé auprès de lui le 16 dans l'après-midi. Je constate une angine diphthéritique occupant tout le pharynx, les amygdales, la luette, et ayant déterminé une adénite cervicale énorme. Je prescris mon traitement habituel et des toniques.

Le lendemain, dyspnée intense, cornage, je prépare les instruments pour la trachéotomie et touche les plaques légèrement avec l'essence de térébenthine; le cornage devient effrayant.

J'apporte l'inhalateur chargé d'essence rectifiée.

Dès les premières inspirations le malade sent un bien-être, il aspire toute la nuit, le cornage diminue peu à peu, les plaques se détachent. Chaque fois que la gêne reparaît, le malade (c'est le mot) saute sur son appareil, chaque fois il est soulagé.

Huit jours après, il était à peu près guéri et je l'abandonne le 28. Le résultat est des plus remarquables et il est évident que le jeune B... doit à l'inhalateur d'avoir échappé à la trachéotomie d'abord, à l'asphyxie par propagation ensuite. Le résultat est trop beau pour que je ne cherche pas à recommencer, le cas échéant.

Dr G...
Oran.

LETTRE X

.... Un enfant atteint d'angine couenneuse dont je vous ai déjà parlé, est très bien guéri et a gardé un bon appétit durant toute la maladie.

C'est là un grand avantage des inhalations, elles soulagent sans fatiguer l'estomac.

Parmi mes malades soumis à l'inhalateur, il y a un *tuberculeux* âgé de vingt-deux ans, malade depuis trois ans.

Le poumon gauche est malade dans toute son étendue, et pourtant la toux est rare, l'appétit bon — les forces sont revenues telles, que les parents le considèrent comme guéri...

Dʳ S...

Saint-Cloud.

LETTRE XI *(du même)*

... L'enfant, âgé de six ans et demi, avait beaucoup de fièvre, il était prostré. L'examen de la gorge me révéla des fausses membranes très étendues, recouvrant surtout l'amygdale droite et la luette...

L'engorgement des ganglions sous-maxillaires était considérable.

6

Je n'ai employé que les inhalations d'essence de térébenthine additionnée de vernis copal.

Quand il se détachait une fausse membrane étendue, la muqueuse sous-jacente était d'un rouge vif.

Quand l'enfant avait fait des inhalations, la rougeur diminuait et tournait à la coloration blanc jaunâtre, comme si on eût passé un crayon de nitrate d'argent.

Aujourd'hui, le petit malade va beaucoup mieux, il n'a plus de fièvre et il a toujours pu prendre quelque nourriture, son estomac n'étant fatigué par aucun médicament.

D^r S.
Saint-Cloud.

LETTRE XII

Votre inhalateur vient de me rendre un très grand service dans un cas d'*ozène* horriblement fétide.

D^r D.
Bourgogne.

LETTRE XIII

Très honoré confrère,

Je viens vous soumettre trois observations recueillies dans ma clientèle personnelle :

La première se rapporte à une femme de cinquante-deux ans, atteinte depuis plusieurs années de bronchite catarrhale chronique avec emphysème.

Tout l'arsenal thérapeutique employé en pareil cas a été essayé sans grand succès, n'amenant par intervalles que des améliorations peu durables… En dernier lieu, je prescrivis les inhalations balsamiques chloroformées au moyen de votre inhalateur.

Au bout de quinze jours, l'amélioration était notable… L'expectoration diminua peu à peu d'abondance tout en devenant plus facile. La dyspnée a cédé avec les autres symptômes. Aujourd'hui, son état est très supportable…

La seconde observation se rapporte à une *phthisique* au troisième degré. Après tous les calmants et en désespoir de cause, je prescrivis les inhalations chloroformées, sans grande confiance, je l'avoue. Les accès de toux sont devenus moins nombreux et moins pénibles, et la malade a pu traverser sans encombre ces deux derniers mois (mars et avril).

Dans ma troisième observation, il s'agit d'un homme de trente ans, atteint de laryngite glan-

duleuse depuis cinq ans. Poumon douteux. Toux
fatigante. Voix voilée. Expectoration sanguino-
lente. Les inhalations amènent une amélioration
dans la journée.

Dr F. N.
Paris.

LETTRE XIV

...Ma femme était atteinte de cette terrible maladie, et tous ceux qui la virent alors la crurent
perdue.

Grâce à votre traitement, les forces revinrent
peu à peu, si bien que, malgré un travail très
pénible, elle a regagné douze livres sur seize
qu'elle avait perdues...

G. M.
Paris.

LETTRE XV

...Mon fils, enfant de quinze ans, était atteint
d'une bronchite phthisique et dans un état plus
qu'alarmant il y a quatre mois. Il est aujourd'hui
plein de santé et de vie. Notre malade, qui trans-
pirait abondamment et était envahi par la fièvre,
avait maigri considérablement, et le moral était
aussi malade que le physique. En l'espace de

huit jours de traitement par les inhalations, ses sueurs funestes l'ont abandonné ; il est parti à la campagne et voici le résumé de son bulletin de santé depuis le 1er juin.

27 mai...........	poids...	26,700
9 juin...........	—	...	27,000
16 —	—	...	28,100
23 —	—	...	30,200
30 —	—	...	30,900
9 juillet.........	—	...	32,100
24 —	—	...	33,300
4 août..........	—	...	32,900
20 —	—	...	33.500

V. Rem.

Paris.

LETTRE XVI

... Le jour où mon fils est allé vous voir pour la première fois, les médecins l'avaient abandonné et condamné comme perdu après trois mois de traitement, et son état empirait tous les jours.

Quinze jours après le traitement par les inhalations, vous avez déclaré que tout danger était écarté. Le médecin qui le soignait auparavant est venu le voir ; on lui a montré votre ordonnance et il a exprimé des doutes sur ce traitement. Trois mois après cette visite, il me dé-

6.

clarait que c'était une tuberculose qui s'était éteinte et qu'il était heureux de s'être trompé...

M. B.

Lagny (Seine-et-Marne).

LETTRE XVII

... J'ai résolu d'expérimenter votre traitement sur moi-même, car je suis phtisique et j'ai pensé que vous ne refuserez pas de m'aider de vos conseils.

Voici quel est mon état : J'ai à droite, en arrière, des craquements secs qui deviennent humides après la toux ; à gauche, en arrière, de l'expiration prolongée.

Je crois donc qu'il est grand temps de suivre un traitement énergique.

H.-H. Cl.

Étudiant en médecine, Saint-Étienne.

LETTRE XVIII *(du même)*

... J'ai commencé votre traitement depuis quatre jours et je suis étonné des résultats qu'il a déjà produits. Je dors mieux, je respire plus facilement et je tousse beaucoup moins, au grand étonnement de tous ceux qui m'entourent. Je fais 50 aspirations trois fois par jour, et je ne sors jamais par le mauvais temps sans avoir soin d'aspirer une dizaine de fois mon appareil...

H.-H. Cl...

Étudiant en médecine, Saint-Étienne.

LETTRE XIX *(du même)*

...Je suis en si bonne voie que je pense que votre excellent traitement pourrait bien m'amener à guérison, chose que je n'avais pas même essayé de tenter avec les autres médications.

H.-H. Cl...

Étudiant en médecine, Saint-Étienne.

LETTRE XX

... Je suis en ce moment en garnison au fort du Pornant, au sommet d'une montagne à 930 mètres au-dessus du niveau de la mer, à 5 kilomètres de toute habitation ; c'est un véritable pays de loup, il y a de la neige partout et il y fait un froid horrible. Aussi un grand nombre de mes camarades sont atteints de rhumes et de bronchites qu'ils ne peuvent guérir. — Votre bonne consultation leur ferait le plus grand bien, car ici nous sommes constamment dans l'humidité et le brouillard. Grâce à vous nous pourrons éviter les bronchites.

A. H.
Sergent

LETTRE XXI *(du même)*

J'ai fait l'essai de votre inhalateur avec mes camarades atteints de rhume et *tous* nous avons été d'accord pour dire qu'il produisait un excellent effet. Cela nous paraissait drôle dans le commencement, mais on s'habitue à tout, il nous semble maintenant que nous fumons une énorme bouffarde.

Nous suivons exactement le mode d'emploi que vous avez bien voulu nous donner : nous faisons trois fois par jour à jeun de profondes inspirations pendant 10 minutes et nous sentons l'essence et le goudron pénétrer dans les poumons, ce qui nous fait grand bien...

Le capitaine a fait acheter trois ou quatre inhalateurs pour nous préserver des bronchites, rhumes, etc., qui ont élu domicile depuis longtemps dans ce pays perdu et glacé.

A. H.
Sergent

CONCLUSION

De l'ensemble de ces expériences et des observations citées plus loin, un certain nombre de conclusions s'imposent.

A. La méthode des inhalations constitue un mode de traitement rationnel et efficace dans un grand nombre d'affections diverses : ozène, laryngites, bronchites, catarrhe, emphysème, asthme et même croup et tuberculose (Voir les lettres, IIᵉ partie).

B. On peut modifier la voix par des inhalations de substances très différentes.

C. Sauf pour un petit nombre de sujets, ces modifications expérimentales demandent un peu de persévérance dans les essais, mais elles amènent toujours des résultats.

D. Il importe de suivre une certaine régularité dans l'ordre, le nombre et la longueur des aspirations, surtout si l'on veut se rendre compte des progrès obtenus.

E. Les résultats obtenus par une série d'inhalations ne s'opposent pas à ceux qu'on peut obtenir par une autre série.

F. Les inhalations des diverses substances amènent des résultats identiques. Souvent même, certaines modifications sont caractéristiques des substances employées.

G. Certaines substances peuvent nuire à la voix. D'autres, au contraire, l'améliorent. Il y a donc lieu de faire un choix approprié à l'effet que l'on veut obtenir.

H. D'une façon générale, il est préférable de se servir des préparations spéciales en suivant l'ordre suivant :

1° Inhalations de teinture de benjoin ;

2° Inhalations de liqueur, I, II, III, suivant la voix.

I. Ces diverses préparations ne sont pas toujours suffisantes, et il existe nombre de cas particuliers où il sera nécessaire de recourir à des formules appropriées.

Ajoutons que nombre de médecins et de

pharmaciens voulant mettre en pratique ces expériences ont fait faire des inhalations en mélangeant de l'eau avec des teintures essentielles ou balsamiques, et naturellement les résultats qu'ils avaient ainsi obtenus ont été déplorables.

FIN

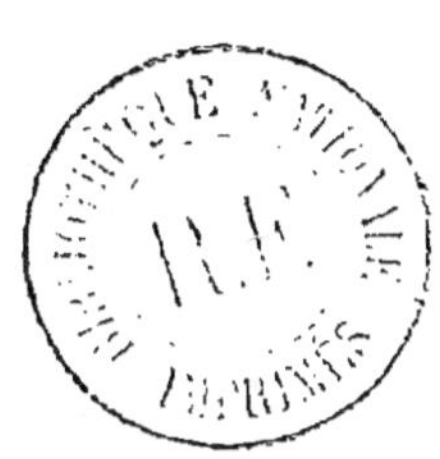

CORBEIL. — IMPRIMERIE ED. CRÉTÉ